N Jaya Raju

# Estudos sobre isolamento, caraterização e pré-formulação de sementes de tamarindo

N Jaya Raju

# Estudos sobre isolamento, caraterização e pré-formulação de sementes de tamarindo

ScienciaScripts

**Imprint**

Any brand names and product names mentioned in this book are subject to trademark, brand or patent protection and are trademarks or registered trademarks of their respective holders. The use of brand names, product names, common names, trade names, product descriptions etc. even without a particular marking in this work is in no way to be construed to mean that such names may be regarded as unrestricted in respect of trademark and brand protection legislation and could thus be used by anyone.

Cover image: www.ingimage.com

This book is a translation from the original published under ISBN 978-3-659-15553-6.

Publisher:
Sciencia Scripts
is a trademark of
Dodo Books Indian Ocean Ltd. and OmniScriptum S.R.L publishing group

120 High Road, East Finchley, London, N2 9ED, United Kingdom
Str. Armeneasca 28/1, office 1, Chisinau MD-2012, Republic of Moldova, Europe
Printed at: see last page
ISBN: 978-620-7-61092-1

# Índice:

# ESTUDOS SOBRE O ISOLAMENTO, A CARACTERIZAÇÃO E A PRÉ-FORMULAÇÃO DE TAMARINDO POLISSACÁRIDO DE SEMENTES

Por

**Dr. N. J. Raju**

# Prefácio

Este livro foi organizado de forma a fornecer informações relevantes e práticas sobre cada um dos tópicos acima referidos.

As indústrias indianas de plantas medicinais continuam, no entanto, a ser geridas com base na ética e nas práticas tradicionais. As indústrias carecem de uma perspetiva proactiva e socialmente responsável. Existe uma perceção generalizada de que os intermediários e os agentes exploram os colectores pobres e os pequenos produtores na gestão das suas matérias-primas. Consequentemente, a situação do aprovisionamento de matérias-primas é insatisfatória e insustentável. Por conseguinte, é do interesse da indústria desenvolver um "contrato social" a longo prazo com os produtores, colectores e fornecedores de plantas medicinais.

# Agradecimentos

Agradecemos às seguintes pessoas que nos ajudaram ou forneceram informações para a preparação deste livro.

- Estudantes da Universidade de Andhra que trabalharam nos estudos hepatoprotectores com plantas individuais e os importantes produtos naturais que produzem.

- Prof. B. Ganga Rao, que me orientou no trabalho de investigação para uma publicação bem sucedida.

- Sra. Keerthi Priya, que me encorajou em todos os aspectos para a conclusão deste livro.

- Dr. Lakshmi Prasanna, que nos forneceu informações sobre a edição do livro.

# Capítulo 1

## 1. Introdução sobre o polissacárido de sementes de tamarindo

### 1.1 Perfil do *Tamarindus indica:*

| | | |
|---|---|---|
| Nome Botânico | : | *Tamarindus indica* Linn |
| Reino Unido | | Plantae |
| Divisão | | Angiospérmicas |
| Classe | | Dicotiledóneas |
| Encomendar | | Leguminosas |
| Família | | Caesalpiniaceae |
| Género | : | Tamarindus |
| Espécies | : | Indica |

## 1.2  Nomes vernáculos: (Mishra, 1997., Ambasta, 2000)

| | |
|---|---|
| Telugu | Chintachettu |
| Kannada | Hunase, Huli e Amli |
| Tamil | Puli e Amilam |
| Oriya | Tentuli e Konya |
| bengali | Tentul e Anbli |
| Hindi | Imli, Amli e Anbli |
| Malayalam | Puli e Amalam |
| Marati | Chinch e Chicha |
| Gujarate | Amli e Ambli |
| Assam | Tentuli |
| Punjab | Imbli |

# 1.3  Descrição:

Árvore de folha perene, de tamanho médio a grande, até 24 m de altura e 7 m de perímetro, cultivada ou encontrada em todas as planícies e particularmente no Sul da Índia. Casca acastanhada ou cinzento-escura, folhas paripinadas, até 15 cm de comprimento, folíolos geralmente 10-20 pares, subsésseis, oblongos, flores pequenas, amareladas com riscas cor-de-rosa, vagens com 7,5-20 cm de comprimento, mais ou menos apertadas entre as sementes, ligeiramente curvadas, de cor cinzento-acastanhada, sementes 3-12, obovadas-oblongas, comprimidas com uma cova rasa e oblonga de cada lado das faces planas, lisas, castanho-escuras, brilhantes. As sementes estão contidas em lóculos, envolvidos por uma membrana dura e coriácea (endocarpo) (Saideswara Rao *et.al.*, 2001).

## 1.4 Constituintes químicos:

O polissacárido da semente de tamarindo (TSP) é um polímero com um peso molecular médio de 52 350 unidades e um monómero constituído principalmente por três açúcares - glucose, galactose e xilose - numa proporção molar de 3:1:2 (Khanna *et.al.*, 1987).

Nos últimos 30 anos, foram publicadas numerosas publicações sobre a estrutura primária da TSP. Existe um consenso geral sobre a natureza da espinha dorsal e das cadeias laterais. O polímero é constituído por uma espinha dorsal do tipo celulose, que contém substituintes de xilose e galactoxilose. Cerca de 80% dos resíduos de glucose são substituídos por unidades de xilose ligadas 1+6, que por sua vez são parcialmente substituídas por resíduos de galactose p 1-2. Estas unidades estruturais são apresentadas na Fig. 1.1 (Lang *et.al.*, 1993).

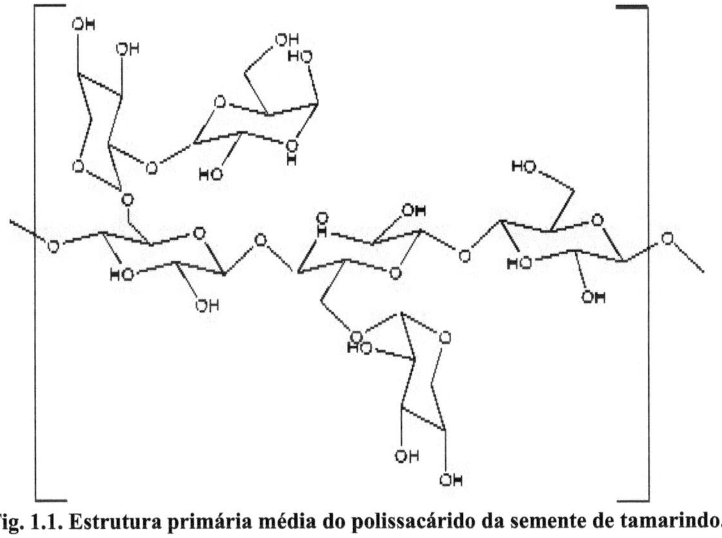

**Fig. 1.1. Estrutura primária média do polissacárido da semente de tamarindo.**

Trata-se de um polissacárido ramificado com uma cadeia principal de unidades β-D-(1 glucopiranosil e uma cadeia lateral constituída por uma única unidade D-xilopiranosil ligada a cada segunda, terceira e quarta unidade D- glucopiranosil através de uma ligação 6. Uma unidade Dgalactopiranosil está ligada a uma das ligações a-D- (1 2) (Gerard *et.al.*, 1980 e Gidley *et.al.*, 1991).

Foi demonstrado que a TSP nativa apresenta uma forte tendência para a auto-agregação 6~6 quando dispersa em solventes aquosos. Estes agregados consistem em conjuntos laterais de cadeias únicas de polissacáridos, apresentando um comportamento que pode ser bem descrito pela cadeia semelhante a um verme (D'Amico, 1999) ou pelo modelo de Kuhns. Os dados de dispersão estática da luz nestas partículas mostram que a sua rigidez é determinada pelo número de filamentos agregados.

## 1.5 Propriedades gerais do TSP:

O TSP purificado tem um peso molecular elevado e é não-iónico (Saettone *et.al.*, 1997). O pó de semente de tamarindo dispersa-se e hidrata-se rapidamente em água fria, mas não atinge a viscosidade máxima a menos que seja aquecido durante 20-30 minutos. É não tóxico e não irritante com atividade hemostática (Khanna *et.al.*, 1997).

## 1.6 Utilizações:

As várias aplicações do xiloglucano de sementes de tamarindo incluem o espessamento de molhos, gelados, molhos e vegetais transformados. Espera-se que encontre novas aplicações alimentares, servindo como espessante e estabilizador, agente gelificante, estabilizador de cristais de gelo e modificador de amido, etc. É designado por "amido livre de envelhecimento" porque a sua propriedade é semelhante à do amido, mas é mais estável (Shirakawa *et.al.*, 2003).

Sabe-se que os polissacáridos extraídos das sementes de tamarindo produzem géis na presença de açúcar numa vasta gama de pH. Assim, os referidos polissacáridos são utilizados como substitutos da pectina de frutos na produção de compotas, geleias, marmeladas e maionese (Gilles Pauly, 1999). Fig- 1.2, 1.3.

**Fig. 1.2. Sementes de *Tamarindus indica***

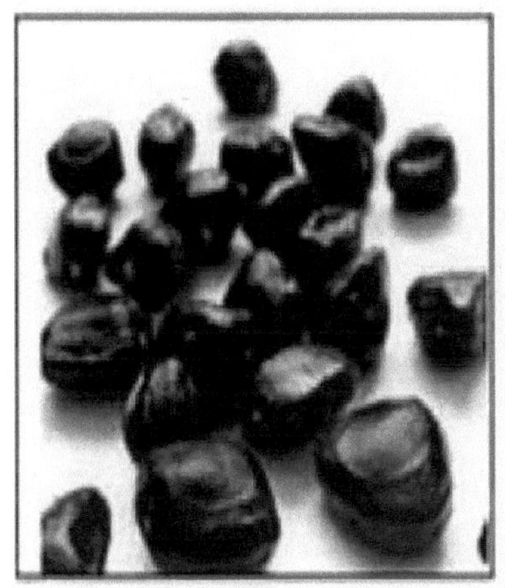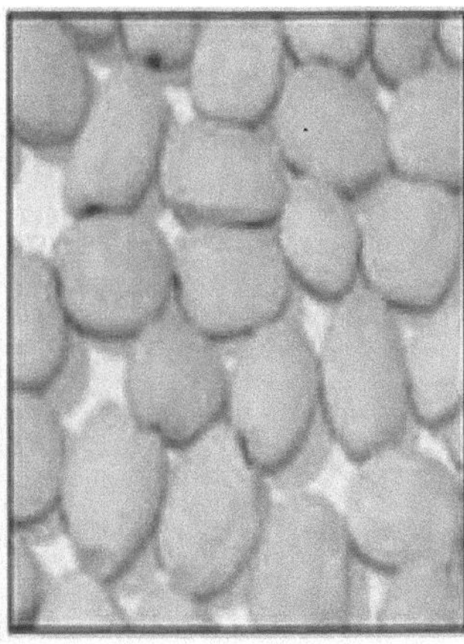

Fig. 1.3. Cotilédones de *Tamarindus indica*

## 1.7 Recolha e identificação de material vegetal:

As sementes de *Tamarindus indica* foram adquiridas no mercado local, em Visakhapatnam. A autenticação do material vegetal foi efectuada pelo Departamento de Botânica da Universidade de Andhra, Visakhapatnam. Uma amostra é mantida no laboratório para utilização futura.

## 1.8 Isolamento do polissacárido de sementes de tamarindo:

As sementes de *Tamarindus indica* foram lavadas cuidadosamente com água para remover os materiais aderentes. Em seguida, a testa avermelhada das sementes foi removida por aquecimento das sementes em areia na proporção de 1:4 (Semente: Areia). A testa foi removida. As sementes foram ligeiramente esmagadas. As sementes esmagadas de *Tamarindus indica* foram embebidas em água, separadamente, durante 24 horas e, em seguida, fervidas durante 1 hora e mantidas à parte durante 2 horas. h para a libertação da mucilagem na água. As sementes embebidas foram retiradas e espremidas num saco de musselina para remover o bagaço do filtrado. Em seguida, foi adicionada uma quantidade igual de acetona para precipitar a mucilagem. A mucilagem foi separada. A mucilagem separada foi seca a uma temperatura de 50°C, transformada em pó e passada pelo peneiro número 80. A mucilagem seca foi transformada em pó e armazenada num recipiente hermético à temperatura ambiente. A percentagem de mucilagem obtida a partir das sementes de *Tamarindus indica* foi de 78%. (Giriraj Kulkarni *et.al.*, 2002) fig-1.4.

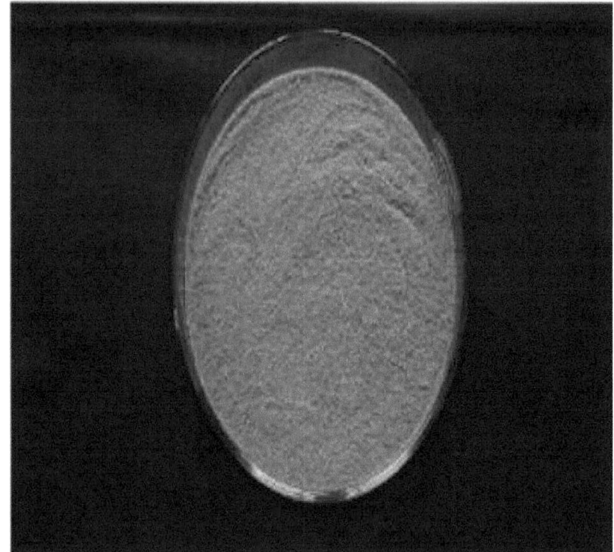

**Fig. 1.4. Polissacárido isolado de sementes de tamarindo (TSP).**

# 1.9 Caracterização do polissacárido selecionado:

**Testes de identificação de pastilhas elásticas:**

Em soda coralina recentemente preparada, a amostra foi montada, coberta com uma lamela e, após alguns segundos, foi irrigada com uma solução de carbonato de sódio a 25%. A goma ficou corada de rosa.

Foram efectuados testes de identificação de gomas, tal como recomendado pela FAO (1991). A amostra de goma foi submetida a testes de confirmação química e testes de identificação pontual recomendados pela AOAC (1984). Os resultados estão resumidos nas Tabelas 1.1, 1.2 e 1.3.

**Quadro 1.1. Testes de identificação recomendados pela FAO.**

| Teste | Resultado |
| --- | --- |
| Inchaço por solução de etanol | Negativo |

| Reação colorida com Hcl conc. | Amarelo |
| Reação de cor com NaOH 5N | Amarelo |

**Quadro 1.2. Testes químicos de confirmação.**

| Teste | Resultado |
| --- | --- |
| Ensaio com HCl | Cor amarela |
| Coloração aquosa de azul de metileno | Ligeiramente manchado |
| Reagente Gp IV | Negativo |

**Quadro 1.3. Testes de identificação pontual de hidrocolóides alimentares (AOAC, 1984).**

| Teste | Resultado |
| --- | --- |
| Reagente Gp I | Negativo |
| Reagente Gp II | Negativo<br>Positivo, inchaço |
| Reagente Gp III | massa granular cor-de-rosa, fortemente corada |

Reagente do grupo (Gp) I:

Iodeto de iodo-potássio em solução de cloreto de zinco (2,6 g de iodo, 3 g de iodeto de

potássio em solução de cloreto de zinco a 5%)

Reagente do grupo (Gp) II:

Solução alcoólica de iodo (3% de iodo em álcool)

Reagente do grupo (Gp) III:

Solução de vermelho de ruténio (8 g de vermelho de ruténio em 10 mL de solução de

acetato de chumbo) Reagente do grupo (Gp) IV:

Ácido sulfúrico (concentração)

## 1.10 Determinação do grau de pureza da goma:

Para determinar a pureza da goma, foram efectuados testes para alcalóides, hidratos de carbono, flavonóides, esteróides, terpinas, saponinas, taninos e fenóis (Rosenthaler ,1930., Shah *et.al.*, 1980 e Wallis, 1995). Os resultados são apresentados no Quadro: 1.4.

**Tabela 1.4. Determinação da pureza do polissacárido.**

| Testes | Tamarindus indica |
|---|---|
| **Testes para esteróides:**<br>Teste Salkowski<br>Teste de Libermann-Burchard | - |
| **Testes de deteção de triterpenóides:**<br>Teste Salkowski<br>Teste de Libermann-Burchard | - |
| **Testes de saponinas:**<br>Ensaio de espuma Ensaio de hemólise | - |
| **Testes de deteção de hidratos de carbono:**<br>Teste de Molisch<br>Teste de  BarfoedTeste de Benedicts | + |
| **Testes de deteção de alcalóides:**<br>Teste de Mayer<br>Teste de Hager Teste de Dragendorff | - |
| **Pesquisa de flavonóides (após hidrólise)**<br>Teste Shinoda<br>Ensaio de redução do zinco/HCL | - |
| **Ensaios para a deteção de núcleos fenólicos e Taninos:**<br>Ensaio com cloreto férrico<br>Ensaio com gelatina | - |

+ Presente; - Ausente

# 1.11 Avaliação organoléptica:

A avaliação organoléptica refere-se à avaliação da cor, odor, forma, sabor e características especiais que incluem o tato e a textura. A maioria das informações sobre a identidade, pureza e qualidade do material pode ser obtida a partir destas observações. As observações são apresentadas no quadro 1.5.

**Tabela 1.5. Avaliação organoléptica do polissacárido selecionado.**

| Parâmetro | Sementes de tamarindo polissacárido |
| --- | --- |
| Cor | Creme |
| Odor | Inodoro |
| Gosto | Sem gosto |
| Forma | Irregular |
| Tato e textura | Duro e áspero |

# 1.12 Propriedades de fluxo do pó:

**Determinação da distribuição do tamanho das partículas:**

O polissacárido de sementes de tamarindo foi disperso em glicerina e foi feito um esfregaço da dispersão que foi examinado ao microscópio. Os tamanhos de 500 partículas foram medidos utilizando um micrómetro ocular calibrado. Foram estimadas as distribuições de tamanho das partículas de polissacáridos de sementes de tamarindo. Os resultados são apresentados no quadro 1.6 e na figura 1.5.

**Tabela 1.6. Distribuição do tamanho das partículas do polissacárido de sementes de**

**tamarindo.**

| Tamanho ($\mu$ m) | Número de partículas |
| --- | --- |
| 0-30 | 10 |
| 30-60 | 52 |
| 60-90 | 258 |
| 90-120 | 170 |
| >120 | 18 |

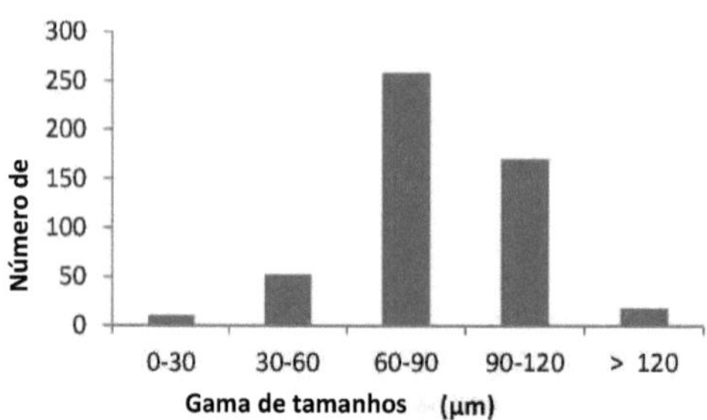


**Fig. 1.5. Distribuição do tamanho das partículas do pó de polissacárido de sementes de tamarindo.**

## 1.13 Densidade aparente e densidade de contacto:

A densidade aparente do polissacárido de sementes de tamarindo foi determinada pelo método das três pancadas, introduzindo-se cuidadosamente uma quantidade pesada de polissacárido de sementes de tamarindo em pó numa proveta graduada de 100 ml, deixando-se cair a proveta sobre uma superfície de madeira dura 3 vezes a partir de uma altura de 2,5 cm, com um intervalo de 2 segundos.

A densidade de vazamento é a relação entre o peso do pó seco e o seu volume de vazamento. A quantidade pesada de pó seco foi colocada numa proveta graduada. A proveta foi colocada no aparelho de medição da densidade (Electro lab, modelo ETD-1020) e sujeita ao método USP-II, ou seja, 250 gotas por minuto e uma altura de gota de 3 mm±10%. O volume do leito de pó é medido após cada incremento de 250 gotas até que a diferença das duas últimas medições de volume seja zero.

**Índice de Consolidação / Compressibilidade de Carr:**

Esta propriedade é também conhecida como compressibilidade. Está indiretamente relacionada com o caudal relativo, a coesividade e a dimensão das partículas. É um método simples, rápido e popular de prever as características do fluxo de pó. Pode ser calculada através da seguinte fórmula:

$$\text{Índice de consolidação} = \frac{\text{Densidade de batida - Densidade de penugem}}{\text{Densidade de rosca}} \times 100$$

A quantidade pesada de pó seco foi colocada numa proveta graduada. A proveta foi colocada no aparelho de densidade (Electro lab, modelo ETD-1020) e submetida ao método USP II, ou seja, 250 gotas por minuto e uma altura de gota de 3 mm±10%. O volume do leito de pó é medido após cada incremento de 250 gotas até que a diferença das duas últimas medições de volume seja zero.

**Rácio de Hausner:**

Foi determinado utilizando a seguinte fórmula

Rácio de Hausner= Densidade aparente com tampa/densidade aparente solta

**Ângulo de repouso:**

As propriedades de fluxo do pó foram determinadas pelo ângulo de repouso, índice de compressibilidade e índice de Hausner. O ângulo de repouso foi determinado pelo método do funil fixo e do cone de pé livre (Lachman, 1991). Um funil com a extremidade da haste cortada perpendicularmente ao seu eixo de simetria foi fixado a uma determinada altura (h) acima do papel milimétrico colocado numa superfície plana horizontal. A goma em pó foi cuidadosamente vertida através do funil até que o vértice da pilha cónica tocasse a ponta do funil. O raio (r) da base da pilha foi determinado e o ângulo de repouso tangente (θ) foi calculado pela seguinte equação.

**Densidade real:**    $\mathrm{Tan}\,\theta = \dfrac{h}{r}$

A densidade real foi determinada pelo método de deslocamento de líquido a 25°C. É o peso do material sólido dividido pelo peso do líquido que desloca, o material cuja densidade tem de ser determinada deve ser insolúvel no líquido. Foi determinado o peso ($w_1$) do frasco de densidade de 50 ml limpo e seco. Encheu-se o frasco com água, secou-se a parte superior do frasco com papel de filtro e pesou-se ($w_2$). Repetiu-se o procedimento com benzeno para obter o peso do frasco com benzeno ($w_3$). O benzeno foi utilizado como líquido de deslocação. Transferiu-se cerca de 3 g do pó de polissacárido de sementes de tamarindo para um frasco de densidade seca e pesou-se como ($w_4$). O frasco foi enchido com benzeno e o peso ($w_5$) foi medido. A densidade do benzeno utilizado foi calculada utilizando a fórmula.

Densidade do benzeno    $(\rho) = \dfrac{\left(w_3 - w_1\right)\,0.9971}{\left(w_2 - w_1\right)}$

(Density of water at 25°C = 0.9971 g/cc)

A densidade real do polissacárido das sementes de tamarindo foi calculada através da seguinte fórmula

$$\text{Densidade da amostra} = \dfrac{\left(w_4 - w_1\right)}{\left[\dfrac{\left(w_3 - w_1\right)}{\rho}\right] - \left[\dfrac{\left(w_5 - w_4\right)}{\rho}\right]}$$

**Índice de inchaço:**

O índice de inchamento do polissacárido de sementes de tamarindo foi determinado utilizando o método modificado descrito. (Gauthami *et.al.*, 1992). Um grama de pó de TSP (malha #100 passada) foi pesado com exatidão e transferido para uma proveta graduada com rolha de 100 ml. O volume inicial do pó na proveta foi registado. O volume foi completado até à marca de 100 mL com água destilada. A proveta foi rolhada, agitada suavemente e colocada de lado durante 24 h. O volume ocupado pelo sedimento de goma foi anotado após 24 h.

O índice de inchamento (SI) é expresso em percentagem e calculado de acordo com a seguinte equação

Onde XO é a altura inicial do pó no cilindro graduado e Xt denota a altura ocupada pela goma inchada após 24 h.

O conteúdo da proveta graduada do teste acima referido foi filtrado através de um pano de musselina e a água foi deixada a escorrer completamente para uma proveta graduada seca de 100 ml. O volume de água recolhido foi anotado e a diferença entre o volume original da mucilagem e o volume drenado foi considerada como água retida pela amostra e foi referida como capacidade de retenção de água ou capacidade de absorção de água.

$$\text{Índice de inchaço} \quad (SI) = \frac{x_t - x_0}{x_0} \times 100$$

**Determinação do pH do polissacárido selecionado:**

O pH da solução a 1% do polissacárido selecionado foi determinado utilizando um medidor de pH digital.

**Determinação da tensão superficial do polissacárido selecionado:**

A tensão superficial dos polissacáridos seleccionados foi determinada pelo método de contagem de gotas, utilizando um estalagmómetro (Parrot, 1985). O estalagmómetro foi enchido com água purificada acima da marca superior. Utilizando a rolha de parafuso, o caudal foi ajustado para 10-15 gotas/min. Em seguida, foi contado o número de gotas de água entre as marcas do estalagmómetro ($n_1$). A água foi retirada e o estalagmómetro foi enchido com a solução de polissacárido (0,1%w/v) e o número de gotas foi contado ($n_2$). A tensão superficial do polissacárido foi determinada pela fórmula seguinte.

Tensão superficial $(\gamma_2) = n_2 \rho_2 \gamma_1 / n_2 \rho_1$

Onde
$n_1 =$ número de gotas da amostra
$n_2 =$ número de gotas de água
$\rho_1 =$ densidade da água (0.9956g/mL)
$\rho_2 =$ densidade da amostra
$\gamma_1 =$ tensão superficial da água (71.18 dynes/cm)

**Determinação do teor de humidade:**

O teor de humidade foi determinado utilizando o titulador automático Karl Fischer M/s Met Rhom e o teor de humidade do polissacárido de sementes de tamarindo. **Ponto de fusão:**

A amostra em pó de polissacárido de sementes de tamarindo foi transferida para um tubo capilar e, utilizando o aparelho de ponto de fusão Besto, foi determinado o ponto de fusão.

**Tabela 1.7. Caracterização do pó de polissacárido de sementes de tamarindo.**

| Imóveis | Resultados |
|---|---|
| Densidade real (g/cc) | $1.015 \pm 0.04$ |
| Densidade na torneira (g/cc) | $0.781 \pm 0.02$ |
| Densidade a granel (g/cc) | $0.651 \pm 0.04$ |
| Ângulo de repouso (°) | $29.50 \pm 0.12$ |
| Índice de compressibilidade (%) | $16.64 \pm 0.04$ |
| Rácio de Hausner | $1.02 \pm 0.09$ |
| pH | $6.81 \pm 0.21$ |
| Índice de inchaço (%) | $1700 \pm 0.56$ |
| Superfície tensão(dynes/cm) | $83.26 \pm 0.62$ |
| Teor de humidade (%) | $8.10 \pm 1.23$ |
| Retenção de água (%) | $20.00 \pm 1.34$ |
| Ponto de fusão (°C) | 240 -260 |

**Estabilidade térmica:**

Colocou-se uma quantidade suficiente de goma em pó num recipiente petrificado e expôs-se a temperaturas sucessivamente mais elevadas (30°C, 40°C, 50°C, etc.), anotando-se a temperatura a que o produto apresentava uma mudança de cor.

Para a estabilidade térmica em condições líquidas, uma solução de 1% de goma foi exposta a temperaturas sucessivamente mais elevadas (30°C, 40°C, 50°C, etc.) e a temperatura à qual o produto apresentou uma alteração na viscosidade foi registada e os resultados são apresentados na Tabela 1.8.

**Tabela 1.8. Valores de estabilidade térmica do polissacárido selecionado.**

| Polissacárido | Sólido pó | 1% Solução |
|---|---|---|
| Sementes de polissacárido | 210°C | 145°C |

**Características da superfície por electrões de varrimento**

**Microscopia (SEM):**

A fotografia SEM do polissacárido de sementes de tamarindo (amostra em pó) foi obtida por Microscópio Eletrónico de Varrimento (Jeol, JSM-840A, Japão) com uma tensão de aceleração de 20Kv. **Solubilidade do polissacárido selecionado:**

A solubilidade do TSP foi verificada com diferentes solventes.

**Tabela 1.9. Comportamento de solubilidade do polissacárido selecionado.**

| Solvente | Comportamento de solubilidade |
|---|---|
| Água fria | Pouco solúvel |
| Água quente | Rapidamente solúvel formando uma solução coloidal viscosa |
| Etanol | Insolúvel |
| Metanol | Insolúvel |
| Acetona | Insolúvel |
| Éter | Insolúvel |

**Valores de cinzas:**

Os valores de cinzas, tais como cinzas totais, cinzas insolúveis em ácido e cinzas solúveis em água, foram determinados de acordo com a Farmacopeia Indiana. Foram utilizados os seguintes procedimentos para a determinação dos valores de cinzas.

**Cinza total:**

Cerca de 3 g de amostra foram pesados com exatidão e colocados num cadinho de sílica, que foi previamente inflamado e pesado. O pó foi espalhado como uma camada fina e uniforme no fundo do cadinho. O cadinho foi incinerado gradualmente, aumentando a temperatura, até ficar vermelho-escuro e isento de carbono. O cadinho é arrefecido e pesado. O procedimento foi repetido até se obter um peso constante. A percentagem de cinzas totais foi calculada com referência à amostra seca ao ar.

**Cinzas insolúveis em ácido:**

A cinza obtida como descrito acima foi fervida com 25 mL de HCl 2N durante cinco minutos. As cinzas insolúveis foram recolhidas num papel de filtro sem cinzas e lavadas com água quente.

As cinzas insolúveis foram transferidas para um cadinho de sílica, inflamadas e pesadas. O procedimento foi repetido até se obter um peso constante. A percentagem de cinzas insolúveis em ácido foi calculada com referência à amostra seca ao ar.

**Solúvel em água Cinzas:**

As cinzas obtidas como descrito para a determinação das cinzas totais foram fervidas durante 5 minutos com 25 ml de água. A matéria insolúvel foi recolhida em papel de filtro sem cinzas e lavada com água quente. A cinza insolúvel foi então transferida para um cadinho de sílica, incendiada durante 15 minutos e pesada. O procedimento foi repetido até se obter um peso constante. O peso da matéria insolúvel foi subtraído do peso da cinza total. A diferença de peso foi considerada como cinza solúvel em água. A percentagem de cinzas solúveis em água foi calculada com referência à amostra seca ao ar. Os resultados são apresentados no quadro 1.10.

**Tabela 1.10. Valores de cinzas dos polissacáridos seleccionados.**

| Cinza total (%) | | 1.6050 |
| --- | --- | --- |
| Insolúvel em ácido (%) | Cinzas | 0.0996 |
| Solúvel em água (%) | Cinzas | 0.8218 |

**Contagem microbiana**

Uma quantidade especificada (10 g) da amostra foi dissolvida num meio adequado para não ter atividade antibacteriana nas condições do ensaio e o volume foi ajustado para 100 ml com o mesmo meio. O pH foi ajustado para 7. Os resultados são apresentados na Tabela 1.11.

**Exame para deteção de bactérias:**

Numa placa de Petri de 10 cm de diâmetro, foram adicionados 20 mL de ágar nutriente a uma temperatura não superior a 45°C. A solução de amostra foi espalhada na superfície do meio solidificado. Foram preparadas placas de Petri com o número necessário e incubadas a 37°C durante 24 h. O número de colónias formadas foi contado.

**Exame para deteção de fungos:**

O procedimento é idêntico ao utilizado para as bactérias, mas é utilizado o meio de ágar sabouraud dextrose e a placa foi incubada a 28°C durante 48 h.

**Exame do microrganismo patogénico:**

Os organismos patogénicos foram identificados a partir da goma selecionada de acordo com os procedimentos do IP, 2007.

**Tabela 1.11. Carga microbiana do polissacárido selecionado.**

| Parâmetro | Resultado | Especificações gerais |
|---|---|---|
| Bactérias totais | 32 UFC | Não mais de 100CFU/g |
| Contagem total de fungos | 28 UFC | Não mais de 100CFU/g |
| Agentes patogénicos<br>I)     Staph. | I) Ausente | I) Ausentar-se-ão |
| II)     Aureus<br>E.Coli | II) Ausentes | II) Ausentar-se-ão |
| III)     Pseudo.aeru | III) Ausentes | III) Ausentar-se-ão |
| IV)     ginosa<br>Salmonela | IV) Ausente | IV) Ausentar-se-ão |

**Calorimetria Exploratória Diferencial (DSC):**

A curva DSC do polissacárido de sementes de tamarindo foi obtida por um calorímetro diferencial de varrimento a uma taxa de aquecimento de 10°C/min de 30 a 300°C em atmosfera de azoto (30mL/min). O termograma DSC do polissacárido de sementes de tamarindo

**Espectroscopia de infravermelhos com transformada de Fourier (FTIR):**

Utilizando a espetroscopia de infravermelhos com transformada de Fourier (FTIR), foi obtido um espetro do polissacárido de sementes de tamarindo. A amostra foi preparada numa pastilha com um grama de KBr.

**Placa 1.2. Fotografias SEM do polissacárido de sementes de tamarindo.**

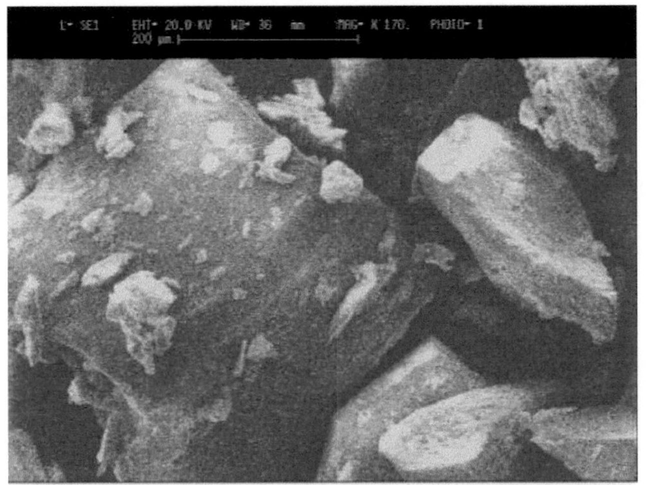

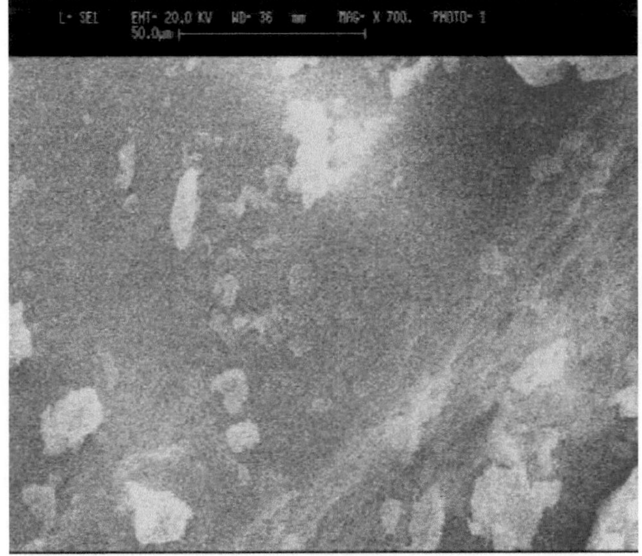

# Capítulo 2

**Determinação das propriedades reológicas do polissacárido de sementes de tamarindo:**

As propriedades reológicas (Sila Bhattacharya *et.al.*, 1991) são muito úteis no comportamento e na informação preditiva de vários produtos, bem como para obter o conhecimento dos efeitos do processamento, das alterações da formulação e dos fenómenos de envelhecimento.

Em particular para os materiais de goma, a viscosidade é o principal parâmetro para prever a qualidade do material e o comportamento reológico é útil em várias formas de dosagem farmacêutica.

As propriedades reológicas do polissacárido de sementes de tamarindo foram avaliadas utilizando o viscosímetro de cone e placa Brookfield modelo RVDV II+ com fuso S28, utilizando um banho de temperatura constante mantido a 25°C. Foram preparadas concentrações de polissacárido de sementes de tamarindo de 0,5, 1,0, 1,5, 2,0% (p/v) com água destilada e deixadas a inchar durante a noite. Cada concentração de amostra 0,5mL foi

colocadas separadamente na placa do viscosímetro e analisadas quanto à sua viscosidade, percentagem de binário, tensão de cisalhamento, taxa de cisalhamento a várias velocidades e também foram testadas quanto aos seus fenómenos de tixotropia a 25°C.

A análise dos dados do viscosímetro pode ser melhorada através da utilização de modelos matemáticos. O comportamento não newtoniano pode ser simplesmente expresso através de uma equação e, nalguns casos, os coeficientes de um modelo podem ser utilizados para inferir o desempenho de um fluido em condições de utilização. O fluxo newtoniano é definido por uma resposta proporcional na tensão de cisalhamento para uma mudança na taxa de cisalhamento (uma relação linear). Os fluidos não newtonianos apresentam uma relação não linear entre a tensão e a taxa. A equação de Newton para a viscosidade foi modificada muitas vezes numa tentativa de caraterizar o comportamento não-Newtoniano. Algumas das equações mais amplamente utilizadas incluem Bingham, Cassion, NCA/CMA Cassion, lei de potência e equação de pasta IPC.

Equação de Bingham: $\tau = \tau_0 + \eta D$

Cassion: $\sqrt{\tau} = \sqrt{\tau_0} + \sqrt{\eta} D$

NCA/CMA Cassion: $(1+a)\sqrt{} = 2\sqrt{\tau_0} + (1+a)\sqrt{\eta} D$

Lei da potência: $\tau = kD^n$

IPC pasta: $\eta = kR^n$

Onde $\tau$ = Tensão de cisalhamento

$D$ = Taxa de cisalhamento

$\eta$ = Viscosidade

$\tau_0$ = Tensão de cedência

$K$ = Índice de consistência

$n$ = Índice de fluxo e

$a$ = Rácio de aspeto

Os modelos matemáticos acima referidos foram analisados utilizando o software Brookfiled RHEOCALC versão 2.4

Equação de Bingham: $\tau = \tau_0 + \eta D$

**Quadro 1.13. Propriedades reológicas do polissacárido de sementes de tamarindo a 0,5%.**

| Velocidade (rpm) | % de binário | Tensão de cisalhamento (dynes/cm$^2$) | Taxa de cisalhamento (seg)$^{-1}$ | Viscosidade (cps) |
|---|---|---|---|---|
| 10 | 14.15 | 26.46 | 20 | 132.30 |
| 20 | 20.20 | 37.64 | 40 | 94.10 |
| 30 | 24.94 | 46.40 | 60 | 77.33 |
| 40 | 29.12 | 54.22 | 80 | 67.78 |
| 50 | 33.39 | 62.24 | 100 | 62.24 |
| 60 | 37.20 | 69.32 | 120 | 57.76 |
| 70 | 40.97 | 76.40 | 140 | 54.57 |
| 80 | 43.75 | 81.61 | 160 | 51.01 |
| 90 | 47.57 | 88.70 | 180 | 49.28 |
| 100 | 50.13 | 93.35 | 200 | 46.68 |
| 110 | 53.21 | 99.13 | 220 | 45.06 |
| 120 | 56.67 | 105.65 | 240 | 44.02 |
| 130 | 58.55 | 109.01 | 260 | 41.93 |
| 140 | 60.16 | 112.17 | 280 | 40.06 |
| 150 | 63.29 | 117.95 | 300 | 39.32 |
| 160 | 65.53 | 122.05 | 320 | 38.14 |
| 170 | 67.52 | 125.78 | 340 | 36.99 |
| 180 | 70.50 | 131.37 | 360 | 36.49 |
| 190 | 72.84 | 135.65 | 380 | 35.70 |
| 200 | 74.29 | 138.45 | 400 | 34.61 |
| 210 | 76.17 | 141.99 | 420 | 33.81 |
| 220 | 79.33 | 147.76 | 440 | 33.58 |
| 230 | 81.85 | 152.42 | 460 | 33.14 |
| 240 | 83.37 | 155.40 | 480 | 32.38 |
| 230 | 80.43 | 149.81 | 460 | 32.57 |
| 220 | 78.35 | 145.90 | 440 | 33.16 |
| 210 | 75.75 | 141.24 | 420 | 33.63 |

## Quadro 1.14. Propriedades reológicas de 0,5% de

## polissacárido de sementes de tamarindo.

| Velocidade (rpm) | % Binário | Tensão de cisalhamento (dynes/cm $)^2$ | Taxa de cisalhamento (seg $)^{-1}$ | Viscosidade (cps) |
|---|---|---|---|---|
| 200 | 73.83 | 137.52 | 400 | 34.38 |
| 190 | 71.76 | 133.79 | 380 | 35.21 |
| 180 | 70.22 | 130.81 | 360 | 36.34 |
| 170 | 66.36 | 123.73 | 340 | 36.39 |
| 160 | 65.04 | 121.12 | 320 | 37.85 |
| 150 | 62.47 | 116.46 | 300 | 38.82 |
| 140 | 60.15 | 111.99 | 280 | 40.00 |
| 130 | 57.52 | 107.14 | 260 | 41.21 |
| 120 | 54.81 | 102.11 | 240 | 42.55 |
| 110 | 51.92 | 96.71 | 220 | 43.96 |
| 100 | 49.12 | 91.49 | 200 | 45.75 |
| 95 | 94.66 | 169.57 | 190 | 92.87 |
| 90 | 46.27 | 86.27 | 180 | 47.93 |
| 80 | 43.27 | 80.68 | 160 | 50.43 |
| 70 | 40.28 | 75.09 | 140 | 53.64 |
| 60 | 37.26 | 69.50 | 120 | 57.92 |
| 50 | 33.70 | 62.79 | 100 | 62.79 |
| 40 | 28.75 | 53.66 | 80 | 67.08 |
| 30 | 24.04 | 44.72 | 60 | 74.53 |
| 20 | 18.79 | 35.03 | 40 | 87.58 |
| 10 | 12.49 | 23.29 | 20 | 116.46 |
| 5 | 18.90 | 35.22 | 10 | 352.17 |

## Quadro 1.15. Propriedades reológicas de 0,5% polissacárido de sementes de tamarindo.

| Velocidade (rpm) | % Binário | Tensão de cisalhamento (dynes/cm $)^2$ | Taxa de cisalhamento (seg $)^{-1}$ | Viscosidade (cps) |
|---|---|---|---|---|
| 5 | 20.22 | 37.64 | 10 | 376.40 |
| 10 | 29.10 | 54.22 | 20 | 271.12 |
| 15 | 36.00 | 67.08 | 30 | 223.60 |
| 20 | 42.89 | 79.94 | 40 | 199.84 |
| 25 | 48.18 | 89.91 | 50 | 179.63 |
| 30 | 53.56 | 99.88 | 60 | 166.46 |
| 35 | 58.24 | 108.45 | 70 | 154.92 |
| 40 | 61.76 | 115.16 | 80 | 143.94 |
| 45 | 66.20 | 123.35 | 90 | 137.06 |
| 50 | 69.83 | 130.06 | 100 | 130.06 |
| 55 | 72.86 | 135.84 | 110 | 123.49 |
| 60 | 76.60 | 142.73 | 120 | 118.94 |
| 65 | 79.26 | 147.76 | 130 | 113.66 |
| 70 | 80.23 | 149.44 | 140 | 106.74 |
| 75 | 84.36 | 157.27 | 150 | 104.84 |
| 80 | 87.65 | 163.42 | 160 | 102.14 |
| 85 | 90.79 | 169.19 | 170 | 99.52 |
| 90 | 92.89 | 173.11 | 180 | 96.17 |
| 95 | 94.85 | 176.65 | 190 | 92.17 |
| 100 | 98.42 | 183.35 | 200 | 91.68 |
| 105 | 99.40 | 185.22 | 210 | 88.20 |
| 100 | 97.15 | 181.12 | 200 | 90.56 |
| 95 | 94.66 | 176.46 | 190 | 92.87 |
| 90 | 91.00 | 169.57 | 180 | 94.20 |

## Quadro 1.16. Propriedades reológicas de 0,5% de polissacárido de sementes de tamarindo.

| Velocidade (rpm) | % Binário | Tensão de cisalhamento (dynes/cm$^2$) | Taxa de cisalhamento (seg)$^{-1}$ | Viscosidade (cps) |
|---|---|---|---|---|
| 85 | 88.86 | 165.65 | 170 | 97.44 |
| 80 | 86.24 | 160.62 | 160 | 100.39 |
| 75 | 83.94 | 156.34 | 150 | 104.22 |
| 70 | 81.40 | 151.68 | 140 | 108.34 |
| 65 | 77.98 | 145.34 | 130 | 111.80 |
| 60 | 75.37 | 140.50 | 120 | 117.08 |
| 55 | 72.48 | 135.09 | 110 | 122.81 |
| 50 | 68.27 | 127.27 | 100 | 127.27 |
| 45 | 64.91 | 120.93 | 90 | 134.37 |
| 40 | 60.09 | 111.99 | 80 | 139.98 |
| 35 | 56.27 | 104.91 | 70 | 149.87 |
| 30 | 52.13 | 97.08 | 60 | 161.80 |
| 25 | 47.73 | 88.88 | 50 | 177.76 |
| 20 | 42.09 | 78.45 | 40 | 196.12 |
| 15 | 36.10 | 67.27 | 30 | 224.22 |
| 10 | 28.41 | 52.92 | 20 | 264.60 |
| 5 | 18.90 | 35.22 | 10 | 352.17 |

## Quadro 1.17. Propriedades reológicas de 0,5%

## polissacárido de sementes de tamarindo.

| Velocidade (rpm) | % Binário | Tensão de cisalhamento (dynes/cm )$^2$ | Taxa de cisalhamento (seg )$^{-1}$ | Viscosidade (cps) |
|---|---|---|---|---|
| 1 | 25.12 | 46.77 | 2 | 2338.51 |
| 2 | 36.90 | 68.76 | 4 | 1718.94 |
| 3 | 45.46 | 84.78 | 6 | 1413.04 |
| 4 | 52.73 | 98.20 | 8 | 1227.48 |
| 5 | 58.63 | 109.19 | 10 | 1091.92 |
| 6 | 64.68 | 120.56 | 12 | 1004.66 |
| 7 | 68.98 | 128.57 | 14 | 918.37 |
| 8 | 73.39 | 136.77 | 16 | 854.81 |
| 9 | 77.55 | 144.41 | 18 | 802.28 |
| 10 | 81.67 | 152.24 | 20 | 761.18 |
| 11 | 85.72 | 159.69 | 22 | 725.86 |
| 12 | 89.74 | 167.14 | 24 | 696.43 |
| 13 | 93.44 | 174.04 | 26 | 669.37 |
| 14 | 94.67 | 176.46 | 28 | 630.21 |
| 15 | 98.77 | 184.10 | 30 | 613.66 |
| 14 | 96.30 | 179.44 | 28 | 640.86 |
| 13 | 92.73 | 172.73 | 26 | 664.36 |
| 12 | 89.95 | 167.70 | 24 | 698.376 |
| 11 | 87.29 | 162.67 | 22 | 739.41 |
| 10 | 83.81 | 156.15 | 20 | 780.74 |
| 9 | 80.09 | 149.25 | 18 | 829.19 |
| 8 | 75.79 | 141.24 | 16 | 882.76 |
| 7 | 70.10 | 130.62 | 14 | 933.01 |
| 6 | 65.65 | 122.05 | 12 | 1017.08 |
| 5 | 59.88 | 111.61 | 10 | 1116.15 |
| 4 | 53.91 | 100.43 | 8 | 1255.43 |
| 3 | 46.59 | 86.83 | 6 | 1447.20 |
| 2 | 37.79 | 70.43 | 4 | 1760.87 |
| 1 | 26.39 | 49.19 | 2 | 2459.63 |

## Quadro 1.18. Propriedades reológicas de 0,5% polissacárido de sementes de tamarindo.

| Velocidade (rpm) | % Binário | Tensão de cisalhamento $(dynes/cm)^2$ | Cisalhamento | |
|---|---|---|---|---|
| | | | taxa $(seg)^{-1}$ | Viscosidade (cps) |
| 0.5 | 33.82 | 62.98 | 1 | 6298.13 |
| 1.0 | 48.29 | 90.00 | 2 | 4500.00 |
| 1.5 | 59.39 | 110.68 | 3 | 3689.44 |
| 2.0 | 68.73 | 128.01 | 4 | 3200.31 |
| 2.5 | 75.32 | 140.31 | 5 | 2806.21 |
| 3.0 | 81.10 | 151.12 | 6 | 2518.63 |
| 3.5 | 87.19 | 162.48 | 7 | 2321.20 |
| 4.0 | 92.31 | 171.99 | 8 | 2149.84 |
| 4.5 | 96.76 | 180.37 | 9 | 2004.14 |
| 5.0 | 101.50 | 189.13 | 10 | 1891.30 |
| 4.5 | 97.22 | 181.12 | 9 | 2012.42 |
| 4.0 | 92.19 | 171.80 | 8 | 2147.51 |
| 3.5 | 87.25 | 162.67 | 7 | 2323.87 |
| 3.0 | 80.37 | 149.81 | 6 | 2496.89 |
| 2.5 | 73.98 | 137.89 | 5 | 2757.76 |
| 2.0 | 66.75 | 124.47 | 4 | 3111.80 |
| 1.5 | 58.42 | 108.82 | 3 | 3627.33 |
| 1.0 | 48.53 | 90.37 | 2 | 4518.63 |
| 0.5 | 34.69 | 64.66 | 1 | 6465.83 |

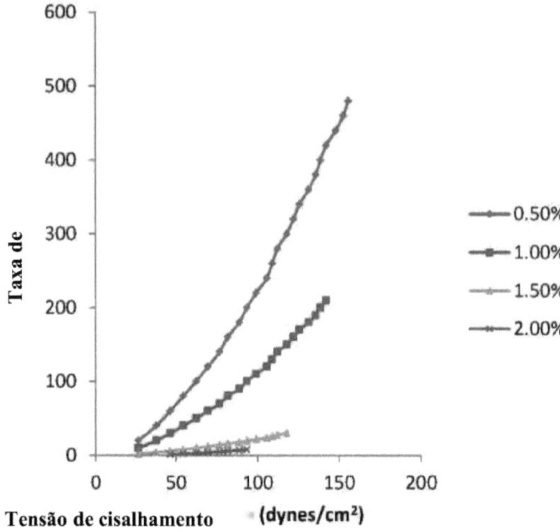



**Fig. 1.6. Propriedades reológicas comparativas de concentrações de 0,5%, 1,0%, 1,5%, 2,0% (p/v) de polissacárido de sementes de tamarindo.**

**Tabela 1.18. Análise das propriedades reológicas de várias concentrações de polissacárido de sementes de tamarindo.**

| | Concentração de polissacárido de sementes de tamarindo (%) | | | |
| --- | --- | --- | --- | --- |
| | 0.5 | 1.0 | 1.5 | 2.0 |
| **Bingham** | | | | |
| n(cps) | 26.5 | 69.1 | 457.2 | 1326 |
| $T_0$(dynes/cm $)^2$ | 35.0 | 52.1 | 57.0 | 65.8 |
| Cof(%) | 93.5 | 92.5 | 93.4 | 94.0 |
| **Cassion** | | | | |
| n(cps) | 16.6 | 40.1 | 249.8 | 679.8 |
| $T_0$ (dynes/cm $)^2$ | 14.0 | 23.2 | 27.2 | 33.5 |
| Cof(%) | 97.0 | 95.6 | 96.2 | 96.4 |
| **NCA/CMA Cassion** | | | | |
| n(cps) | 16.6 | 40.1 | 249.8 | 679.8 |
| $_{Para}$ (dynes/cm $)^2$ | 13.2 | 21.9 | 27.2 | 31.7 |
| Cof(%) | 97.0 | 95.6 | 96.2 | 96.4 |
| **Lei da Energia** | | | | |
| Consistência índice, k (cps) | 464.8 | 1142 | 3420 | 6460 |
| Índice de fluxo ,n | 0.57 | 0.53 | 0.50 | 0.47 |
| Cof (%) | 99.0 | 98.8 | 99.0 | 98.8 |
| **Pasta IPC** | | | | |
| 10 rpm Viscosidade (cps) | 127.0 | 275.1 | 762.9 | 1336 |
| Cisalhamento | 0.43 | 0.47 | 0.50 | 0.54 |
| Sensibilidade | 99.0 | 98.8 | 99.0 | 99.6 |
| Cof (%) | | | | |

## 2.1 Estudos de estabilidade acelerada do pó de polissacárido de sementes de tamarindo:

O polissacárido de sementes de tamarindo foi submetido a estudos de estabilidade acelerada de acordo com as directrizes da ICH para prever a estabilidade do polissacárido de sementes de tamarindo. As amostras foram analisadas a intervalos regulares de acordo com o protocolo de estabilidade. Espectros de infravermelhos do polissacárido de sementes de tamarindo em pó a 40°C/75%RH de uma amostra de 6 meses.

**Protocolo de estabilidade para o polissacárido de sementes de tamarindo:**

Goma: Polissacárido de sementes de tamarindo

Data de início: 15-03-2009

Quantidade carregada: 20g aproximadamente em cada placa de Petri

Quantidade Amostra: 2g aprox.

**Quadro 1.19. Protocolo de estabilidade acelerada do pó de polissacárido de sementes de tamarindo.**

| Duração | HTeste | 40°C+75%R |
|---|---|---|
| Inicial | 15-03-20091 | .Organoleptic Avaliação |
| 6 meses | 14-09-2009 | |
| | | 2.pH |
| | | 3. humidade conteúdo |
| | | 4. microbiano contagem |
| | | 5. FTIR |

**Tabela 1.20. Polissacárido de sementes de tamarindo após armazenamento de 6 meses a 40°C/75% HR.**

| Condições | Durat ion (Mont hs) | Parâmetros | | |
| --- | --- | --- | --- | --- |
| | | Descrição | Teor de humidade | pH |
| Inicial | Inicial | Creme, inodoro, duro e áspero e pó de fluxo livre | 8.10 | 6.81 |
| 40°C/75 %RH | 6 | Creme, inodoro, duro e áspero e pó de fluxo livre | 8.66 | 6.95 |

**Tabela 1.21. Carga microbiana após armazenamento de 6 meses a 40°C/75% RH.**

| Condição | Durat ion (Mon ths) | Parâmetros | | | | | |
| --- | --- | --- | --- | --- | --- | --- | --- |
| | | Total bactérias | Total funga l contagem | Patho gens | | | |
| | | | | Estafilococo s . Aure nós | E.Col i | Pseudo . Aerugi nosa | Salmo nella |
| Início | Inicial | 32 UFC | 28 UFC | Abse nt | Abse nt | Ausente | Abse nt |
| 40°C /75% RH | 6 | 39 UFC | 33 UFC | Abse nt | Abse nt | Ausente | Abse nt |

**Estudos de compatibilidade fármaco - excipiente:**

A compatibilidade do polissacárido de sementes de tamarindo (TSP) com os medicamentos seleccionados foi avaliada por estudos de Calorimetria Exploratória Diferencial (DSC) e Espectroscopia de Infravermelhos com Transformada de Fourier (FTIR).

## 2.2 . Calorimetria Exploratória Diferencial (DSC):

Os termogramas DSC de Diclofenac sodium, Tramadol HCl e Lornoxicam e as suas misturas (1:5) com polissacárido de sementes de tamarindo foram registados no Analisador Térmico Perkin Elmer nos Laboratórios IISC, Bangalore. As amostras (2-5 mg) foram seladas em recipientes de alumínio e analisadas a uma taxa de aquecimento de $10^{\circ}C$ $min^{-1}$ num intervalo de temperatura de 30 - $350^{\circ}C$. Os termogramas DSC de Diclofenac sodium, Tramadol HCl e Lornoxicam e as suas misturas.

### Espectroscopia de infravermelhos com transformada de Fourier (FTIR):

Os espectros FTIR de Diclofenac sodium, Tramadol HCl, Lornoxicam e as suas misturas (1: 5) com polissacárido de sementes de tamarindo foram registados num Perkin Elmer, modelo de espetrofotómetro FTIR: Spectrum RXI, utilizando um disco de KBr como referência. Os espectros FTIR do Diclofenac sódico, do Tramadol HCl e do Lornoxicam e suas misturas.

# RESULTADOS E DISCUSSÃO

As sementes de tamarindo foram recolhidas no mercado local, em Visakhapatnam. O procedimento de isolamento (Giriraj Kulkarni *et.al.*, 2002) foi adotado pela primeira vez para isolar e purificar o polissacárido de sementes de tamarindo seleccionadas. O polissacárido das sementes de tamarindo foi purificado com água e precipitado com acetona. O rendimento foi de 78% (w/w)

A identificação do polissacárido isolado e purificado foi confirmada por coralina soda, testes recomendados pela FAO e testes de identificação pontual da AOAC (1984).

A pureza do polissacarídeo foi determinada por testes fitoquímicos prescritos, que indicaram a ausência de alcalóides, esteróides, flavonóides, saponinas, taninos e fenóis. Apenas se verificou a presença de hidratos de carbono, o que confirma a pureza.

O polissacárido foi caracterizado por várias propriedades organolépticas, tais como a cor, o odor, o sabor, a forma, o tato e a textura.

O polissacárido isolado foi caracterizado por várias propriedades físico-químicas, em que a distribuição do tamanho das partículas tem um papel vital nas propriedades a granel de interesse farmacêutico, tais como propriedades de fluxo, densidades de empacotamento, compressibilidade e características de segregação (Conner *et.al.*, 1995). Um dos métodos mais comuns para a determinação do tamanho das partículas é a microscopia ótica (Parone *et.al.*, 1983), porque permite a medição direta da partícula individual. Quando examinados ao microscópio, os grânulos de polissacáridos da semente de tamarindo foram considerados irregulares e com um tamanho de 30-120µm. As fotografias SEM do polissacárido de sementes de tamarindo revelaram grãos irregulares e fragmentados.

Os pós fluem normalmente sob a influência da gravidade. As substâncias densas são geralmente menos coesas do que as mais leves, uma vez que o peso das partículas para um determinado volume aumenta (Carter, 1986). Assim, a diferença nas densidades dos vários ingredientes da formulação pode levar a uma mistura e enchimento incorrectos durante o fabrico da formulação, o que resulta em variação de peso e variações na uniformidade do conteúdo dos produtos acabados. Por conseguinte, a determinação da densidade de qualquer ingrediente será útil para o desenvolvimento de uma formulação bem sucedida.

As propriedades como a densidade aparente, a densidade aparente, o índice de compressibilidade, o rácio de Hausner e o ângulo de repouso são frequentemente referidas como propriedades derivadas do pó, que dependem principalmente da distribuição do tamanho das partículas, da forma das partículas e da tendência das partículas para aderirem umas às outras. Valores de índice de compressibilidade (I) até 15% resultam geralmente em propriedades de fluxo boas a excelentes e indicam características de embalagem desejáveis. Índices de compressibilidade acima de 25% são frequentemente fontes de más qualidades de formação de comprimidos. Os valores entre estes dois índices podem resultar num desempenho inferior ao ótimo e pode ser aconselhável modificar a distribuição do tamanho das partículas. A densidade aparente, a densidade de batida, o índice de compressibilidade e o rácio de Hausner do polissacárido de sementes de tamarindo foram de 0,651 gm/cc, 0,781gm/cc, 16,64% e 1,02, respetivamente. Os valores da densidade aparente, do índice de compressibilidade e do rácio de Hausner indicam que o pó de polissacárido de sementes de tamarindo tem boas propriedades de fluxo e compressibilidade.

Quando o ângulo de repouso é inferior a 30°, indica que o material é de fluxo livre e valores superiores a 40° sugerem um material de fluxo fraco. O valor do ângulo de repouso estático para o polissacárido de sementes de tamarindo foi de 29,50°, indicando boas propriedades de fluxo.

O teor de humidade dos excipientes utilizados pode influenciar as propriedades de formação de comprimidos e de estabilidade de 83,26 dynes/cm e 240°C-260°C, respetivamente.

O índice de inchamento do polissacárido de sementes de tamarindo foi de 1700%. O valor elevado do índice de inchamento revela a sua elevada capacidade de inchamento. A capacidade de inchaço de qualquer polissacárido depende da sua capacidade de retenção de água ou da sua capacidade de absorção de água, que se verificou ser de 20 ml com o polissacárido de sementes de tamarindo.

Os testes de estabilidade térmica mostraram que o polissacárido podia suportar temperaturas elevadas. O polissacárido de sementes de tamarindo foi altamente estável em condições sólidas e líquidas. Além disso, a hidrólise ocorreu a 145°C, o que indica que este pode ser utilizado em formulações líquidas sem quaisquer problemas de estabilidade física.

O pH do polissacárido de sementes de tamarindo a 1% p/v foi de 6,81. A tensão superficial e o ponto de fusão do polissacárido foram

O comportamento de solubilidade do polissacárido indica que é rapidamente solúvel e forma uma solução coloidal viscosa em água quente, moderadamente solúvel em água fria, sendo insolúvel em etanol, metanol, acetona e éter.

Os estudos microbianos do polissacárido de sementes de tamarindo provaram que este não suporta o crescimento microbiano e está isento de todos os organismos patogénicos.

Os valores de cinzas, tais como cinzas totais, cinzas insolúveis e cinzas solúveis em água do polissacárido de sementes de tamarindo, foram de 1,6050, 0,0996 e 0,8218, respetivamente.

A viscosidade é o principal parâmetro para avaliar a qualidade das gomas naturais. As aplicações de qualquer goma natural dependem da sua viscosidade e de outras propriedades reológicas. Para que qualquer polímero possa ser utilizado em sistemas de matriz hidrofílica de libertação lenta, deve possuir certas características como a hidratação rápida do polímero, uma elevada força de gel e deve ser estável durante o prazo de validade do produto. As propriedades reológicas do polissacárido de sementes de tamarindo de várias concentrações (0,5%, 1,0%, 1,5% e 2,0%) foram preparadas e avaliadas. Os resultados indicam que os polissacáridos possuem pseudo plasticidade e não possuem tixotrofia. Os dados de viscosidade indicam claramente que o polissacárido de sementes de tamarindo em solução aquosa obedece à lei da potência com valores de coeficiente de correlação que variam entre 98,8-99,0. O polissacárido de sementes de tamarindo hidrata-se rapidamente, incha rapidamente e forma uma camada viscosa espessa à sua volta. Este é o critério mais importante exigido para os comprimidos de matriz hidrofílica. A viscosidade e outras propriedades reológicas confirmaram a sua adequação ao desenvolvimento de sistemas de libertação sustentada.

A Calorimetria Exploratória Diferencial (DSC) mede a perda ou ganho de calor resultante de alterações físicas ou químicas numa amostra em função da temperatura. Uma endotérmica de fusão simétrica e nítida pode indicar uma pureza relativa, enquanto que uma curva assimétrica larga sugere impurezas ou mais do que um processo térmico. O pico endotérmico indica geralmente a perda de água presente no composto. O polissacárido da semente apresentou um pico endotérmico largo a 71,4°C. O pico produzido pode ser devido à perda de água livre/ligada presente no polissacárido da semente de tamarindo.

A espetroscopia FTIR é uma ferramenta útil na identificação e pureza de um composto. Os principais picos de absorção do polissacárido da semente de tamarindo foram encontrados a 1036 cm$^{-1}$ (C-O-C, absorção do grupo éter), 1637 e 1655 cm$^{-1}$ (C=O, absorção do aldeído), 2924 cm$^{-1}$ (estiramento C-H), 3356 cm$^{-1}$ (OH primário), 3385 cm$^{-1}$ (OH secundário), o que indica que o produto isolado era polissacárido.

Os resultados dos estudos de estabilidade acelerada do pó de polissacárido de sementes de tamarindo mostraram que não houve diferença significativa entre as amostras iniciais e finais retiradas no intervalo de tempo de 6 meses a 40°C /75% RH. Foram observadas ligeiras alterações nos valores do pH e do teor de humidade. Os estudos provaram que o polissacárido de sementes de tamarindo era estável durante um longo período de tempo.

Os resultados acima referidos, ou seja, boa fluidez e compatibilidade, elevado índice de inchamento e estabilidade do polissacárido de sementes de tamarindo, sugerem que, no sistema de libertação sustentada, em particular nas formulações de comprimidos de matriz hidrofílica, o "polissacárido de sementes de tamarindo" pode ser utilizado como excipiente.

A compatibilidade do polissacárido de sementes de tamarindo com os fármacos seleccionados (Diclofenac sódico, Tramadol HCl e Lornoxicam) foi avaliada por estudos de DSC e FTIR. O termograma DSC do Diclofenac sódico mostrou um pico endotérmico a 289,8 °C, enquanto a mistura de Diclofenac sódico e polissacárido de sementes de tamarindo (1:5) mostrou um pico endotérmico a 287,7 °C e revelou que não houve interação entre o Diclofenac sódico e o polissacárido de sementes de tamarindo.

O termograma DSC do Tramadol HCl apresentou um pico endotérmico a 183,6 °C e 283,1 °C, enquanto a mistura de Tramadol HCl e polissacárido de sementes de tamarindo (1:5) apresentou um pico endotérmico a 184,3 °C e 278,1 °C, revelando que não houve interação entre o Tramadol HCl e o polissacárido de sementes de tamarindo.

O termograma DSC do Lornoxicam mostrou um pico endotérmico a 239,7°C, enquanto que a mistura de Lornoxicam e polissacárido de sementes de tamarindo (1:5) mostrou um pico endotérmico a 242,0°C e revelou que não houve interação entre o Lornoxicam e o polissacárido de sementes de tamarindo.

Os espectros FTIR do diclofenac de sódio (DS) e da mistura de diclofenac e polissacárido de sementes de tamarindo (DST) eram idênticos. As bandas FTIR características do diclofenac sódico a 3421,49 $cm^{-1}$ (protão C-NH), 1604 $cm^{-1}$ (estiramento C=C), 1576 $cm^{-1}$ (C=O), 771 $cm^{-1}$ (estiramento C-Cl), 1554,96 $cm^{-1}$ (C(=O)Na assimétrico) foram todas observadas nos espectros FTIR do DS e do DST. Os espectros de FTIR do Tramadol HCl (TH) e do Tramadol misturado com polissacárido de sementes de tamarindo (THT) eram idênticos. Os picos de absorção FTIR característicos do cloridrato de tramadol a 3345,98 $cm^{-1}$ (estiramento OH), 1607 $cm^{-1}$ (C=C aromático), 2929,09 $cm^{-1}$ (CH aromático), 2860,80 $cm^{-1}$ (estiramento C-H), 1160,86 $cm^{-1}$ (O- CH3), 1242,58 $cm^{-1}$ (estiramento C-N), 1289,11 $cm^{-1}$ (estiramento C-N) foram observados nos espectros FTIR do TH e do THT. As bandas FTIR características do Lornoxicam a 3441,90 $cm^{-1}$ (estiramento N-H), 1642 $cm^{-1}$ (estiramento C-O), 1596,35 $cm^{-1}$ (estiramento C=C), 1335,51 $cm^{-1}$ (estiramento C-N), 826,86 $cm^{-1}$ (estiramento C-Cl), 1039 $cm^{-1}$ (S=O) foram todas observadas nos espectros FTIR de L e LT.

As observações dos espectros FTIR não indicam qualquer interação entre o polissacárido das sementes de tamarindo e os três medicamentos seleccionados.

Assim, os resultados de DSC e FTIR não indicam qualquer interação entre os fármacos seleccionados e o polissacárido de sementes de tamarindo. Por conseguinte, o polissacárido de sementes de tamarindo pode ser utilizado como excipiente na conceção de sistemas de libertação sustentada dos fármacos seleccionados.

# REFERÊNCIAS


> AOAC, (1984), *Official methods of Analysis of The Association of Analytical Chemisats*, **14**[th] **Ed**, Sydney willams, Association of analytical chemists. Inc., EUA.

> Carter, S.J., (1986), In: Cooper and Gunn's Tutorial Pharmacy, **6**[th] **ed**, CBS Publishers & Distribtors, Delhi, 225.

> Conner, R.E.O., Schwartz, J.B. e Rippie, E.G., (1995), In:     Gennaro, A.R. Ed, Remington:     *A ciência e a prática de* *farmácia*, **Vol. 2**,        **19**[th] Marck Publishing Companhia, Pensilvânia, 1602.

> FAO (*Organização das Nações Unidas para a Agricultura e Alimentação*), (1991), Compendiumoff FoodAdditive Caderno de encargos, **FNP 2**, 821.

> Gauthami, S. e Bhat, V.R.,           (1992), A monografia sobre a goma karaya, instituto nacional of nutrtion, *Conselho Indiano de Investigação Médica*, Hyderabad.

> Giriraj Kulkarni, T., Gowthamarajan. K., Brahmaji, G. e Suresh, B., (2002), Avaliação das propriedades de ligação de mucilagens naturais seleccionadas, *J. Of. Scientific & Industrial Research*, **61**, 529-32.

> Indain Pharmacopoeia, (2007), Governo da Índia, Ministério da Saúde e do Bem-Estar Familiar, *Comissão da Farmacopeia*, Índia, **Vol-I**, 43-4.

> Lachman, L., Lieberman, H., Marshall, K. e Kanig, J.L., Eds., (1991), In: *The theory and practice of industrial pharmacy*, **3**[rd] **Ed, 4**[th] Indian reprint, Verghese Publishing House, Bombay, 425.

> Paronen, P. e Julin, M.,                    (1983),

Características de compressão de quatro amidos, *J. Pharm. Pharmacol.*, **35**,627-35.

> Parrot, E.L.,          (1985), In:      *Experimental*

*Pharmaceutics*, **4th Ed**, Surjeet Publications, New Delhi: 216-27.

> Rosenthaler, L.,      (1930), In: *A química*

*investigação de plantas*, Bell.G. and Sons Ltd., Londres, 23,27,30,99,119 e 155.

> Shah, B.S. e Quadry, J.S., (1980), In: *Livro de texto de        Farmacognosia,*        B.S Prakasham

publishers, Índia, **3rd Edn.**, 16 e 24.

> Sila Bhattacharya, Bal, S., Mukherjee, R.K. e Suvendu Bhattacharya, (1991), Rheological behaviour of tamarind (*tamarind indica*) kernal powder (tkp) suspension, *J. Of. Food. Eng.*, **13**, 151-58.

> Wallis, T.E.,      (1995), In: *Livro de texto de*

*Pharmacognosy*, J.A. Churchill Ltd., **3rd Edn**, Londres, 111.

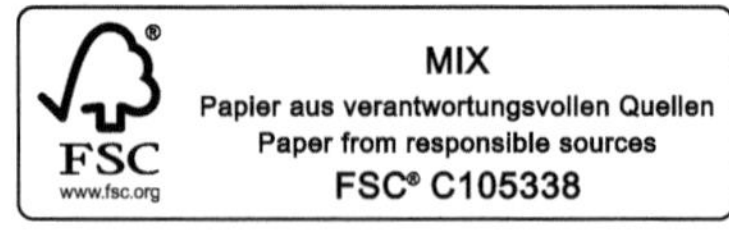

Printed by Books on Demand GmbH, Norderstedt / Germany